ESSAI

SUR

L'HERPÈS DIGITALIS

OU

MAL DES MAINS DES FILEUSES DE SOIE

SON ÉTIOLOGIE, SON TRAITEMENT

PAR

B.-C.-Achille BONNET

Ancien Élève des Écoles de Médecine de Paris et de Lyon; Ex-externe des
hôpitaux de cette ville; Membre correspondant de la Société de Médecine
et de Chirurgie pratiques de Montpellier.
FILEUR DE SOIE.

Nec scire fas est omnia.
HORACE; *Odes.*

MONTPELLIER

TYPOGRAPHIE DE BOEHM, IMPRIMEUR DE L'ACADÉMIE

1856

ESSAI

SUR

L'HERPÈS DIGITALIS

OU

MAL DES MAINS DES FILEUSES DE SOIE

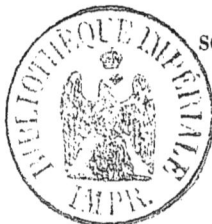

SON ÉTIOLOGIE, SON TRAITEMENT

PAR

B.-C.-Achille BONNET

Ancien Élève des Écoles de Médecine de Paris et de Lyon; Ex-externe des
hôpitaux de cette ville; Membre correspondant de la Société de Médecine
et de Chirurgie pratiques de Montpellier.
FILEUR DE SOIE.

Nec scire fas est omnia.
HORACE; *Odes.*

MONTPELLIER

BOEHM, IMPRIMEUR DE L'ACADÉMIE, PLACE CROIX-DE-FER

1856

A LA MÉMOIRE

DE DEUX FRÈRES QUE JE N'AI JAMAIS CONNUS,

A CELLE DE MES DEUX SOEURS BIEN-AIMÉES

CÆSARIE et CONSTANCE.

Regrets éternels!

Du haut du ciel, où vous vous êtes envolées, au printemps de la vie, protégez votre frère.

A. BONNET.

AU MEILLEUR DES PERES,

A LA PLUS TENDRE DES MÈRES.

> *Puisse ce faible hommage, pre-*
> *mier travail d'un fils qui vous a*
> *causé bien des peines, vous dédom-*
> *mager des nombreux sacrifices que*
> *vous vous êtes imposés pour moi.*

A. BONNET.

A mon Frère BONNET aîné, négociant en soie.

Je n'oublierai jamais tes bontés pour moi.

A mon Frère Clovis BONNET,

DIACRE, PROFESSEUR AU PETIT SÉMINAIRE D'AVIGNON.

Cor unum et anima una.

A MES BONNES SŒURS

THÉRÈSE, NATHALIE, COLOMBE, LAURE et PHILOMÈNE.

Je sais combien vous m'aimez, mon
bonheur sera de vous savoir heureuses.
Ce sera le but de ma vie.

A mon Oncle Victor BRUNEAU.

Reconnaissance.

A mon Beau-Frère G. BONNET, et à ma Belle-Sœur.

Unis à des objets aimés, vous partagez
avec eux mes sentiments les plus affectueux.

A. BONNET.

A M. le docteur BOUSSOT,

ANCIEN MAIRE DE CAVAILLON, MÉDECIN DE L'HÔPITAL
DE CETTE VILLE.

Je regrette que des malheurs imprévus m'empêchent pour le moment de pouvoir remplir vos intentions. Agréez ce premier travail comme preuve de ma profonde estime pour vos talents, et comme l'hommage de ma sincère amitié.

Merci pour vos sages conseils!

MEIS ET AMICIS.

A. BONNET.

AVANT-PROPOS

Nul ne saurait douter des immenses progrès que l'industrie a faits en France depuis quelques années : elle a doté la société entière de bien grands avantages ; mais, si elle a amélioré le sort des masses , elle a été, bien souvent, pour ceux voués à son service, une source de maux et d'infirmités.

Qui ne connaît les tristes accidents auxquels sont soumis les individus occupés à la fabrication de la céruse ? Qui n'a vu les épouvantables infirmités de ceux qui travaillent dans les fabriques de l'étamage des glaces au mercure [1] ?

Ces tristes effets ont attiré bien vite l'attention de l'autorité et des hommes de l'art ; et c'est à peine si l'on est parvenu à améliorer le sort des malheureux dont nous parlons.

Chaque branche industrielle semble entraîner après elle des conséquences fâcheuses pour les gens d'atelier, conséquences qui quelquefois frappent au premier abord et remplissent de terreur et de pitié ; mais qui d'autres fois restent inaperçues et inappréciées : c'est que, dans certaines industries, les maladies qui frappent l'ouvrier ne présentent que des symptômes bénins, qu'on regarde comme à peine dignes d'attention, mais qui n'en ont pas moins de fâcheux effets. Dans ces circonstances, l'ouvrier est obligé de suspendre son travail et de souffrir, non-seulement de l'affection qui le tourmente, mais encore plus de la misère que son chômage amène dans sa famille.

C'est dans les filatures de soie que l'on peut trouver un exemple du fait que nous venons d'annoncer. Cette industrie, qui a pris dans le midi de la France une grande extension, a apporté avec elle une affection qui, sans offrir une bien grande gra-

vité, n'en a pas moins de nombreux inconvénients
dont on ne s'est nullement occupé. Nous avons été
souvent ému des résultats funestes de cette maladie, à laquelle nul n'a porté remède.

Maintenant que nos connaissances médicales
nous ont permis de l'étudier avec fruit, nous venons
présenter les recherches que nous avons faites et
les avantages que nous croyons pouvoir en retirer,
tant pour les fileurs que pour les ouvrières occupées
au dévidage de la soie.

Appartenant à un pays où les filatures de soie
sont nombreuses, et à une famille qui cultive cette
industrie, mieux que tout autre nous avons été
dans une position favorable pour observer beaucoup, et étudier avec soin le mal des fileuses.

Ce mal, appelé dans les ateliers mal des mains,
existe, d'après le rapport des plus anciens filateurs,
depuis l'établissement des filatures de soie. Mais
depuis l'application de la vapeur à cette branche
industrielle, il a pris une extension plus grande;
et, de rare qu'il était avant, il est devenu très-
fréquent. C'est sans doute à son peu de fréquence
d'autrefois, qu'il faut attribuer le silence que les

2

médecins ont gardé à son sujet pendant si longtemps.

Ce n'est que dans ces dernières années, qu'un
médecin distingué de Lyon présenta à l'Académie
de médecine un travail important sur cette affection, travail qui lui a valu les éloges de l'illustre
assemblée.

Nous avons lu ce mémoire avec beaucoup d'attention, mais nous nous sommes bien vite aperçu
que M. Potton avait peu fréquenté les filatures et
n'en connaissait pas les habitudes; ce qui l'a conduit à des appréciations erronées, comme nous le
ferons remarquer en temps opportun.

Nous croyons donc être utile, sinon à la science,
du moins aux fabricants et aux ouvrières, en publiant nos observations sur un mal qui, depuis
quelque temps, semble prendre un plus grand ac-
croissement dans les filatures. Ces observations,
faites au point de vue des causes et du traitement,
ont été vérifiées par des hommes intelligents placés
à la tête de ce genre d'atelier ; elles pourront servir
à ceux qui désirent détruire dans sa racine le ma
qui nous occupe, et par là amender le sort d'une

classe d'ouvrières qui mérite à plus d'un titre qu'on s'occupe d'elle.

Les essais que nous avons faits dans ce but, de concert avec notre frère aîné, nous ont déjà donné d'heureux résultats. En suivant nos conseils, les chefs de filature pourront obtenir les mêmes avantages, et se préserver des pertes qui résultent pour eux de la désertion de leurs ateliers, sous l'influence de la maladie dont nous allons parler.

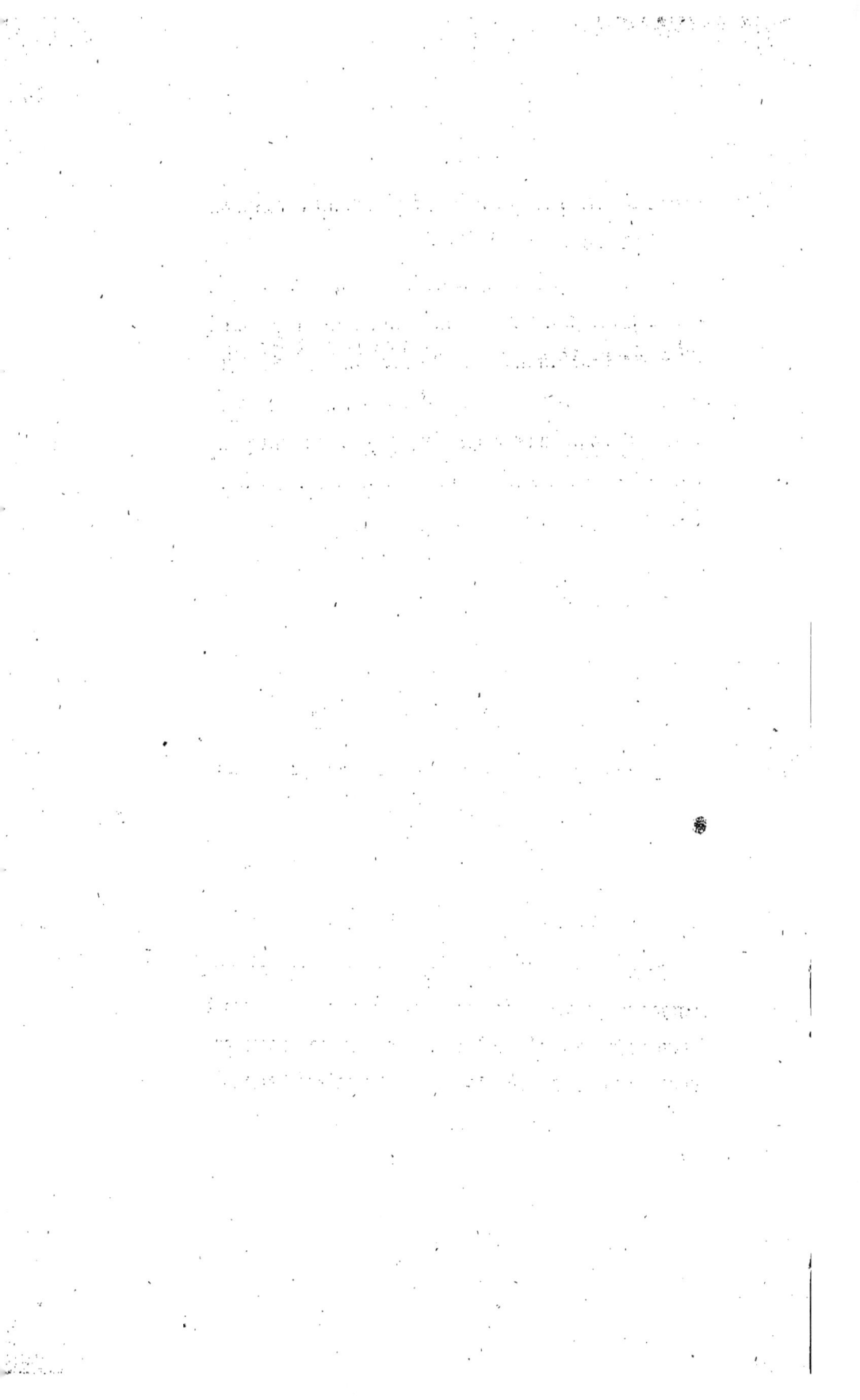

ESSAI

SUR

L'HERPÈS DIGITALIS

OU

MAL DES MAINS DES FILEUSES DE SOIE

SON ÉTIOLOGIE, SON TRAITEMENT

PREMIÈRE PARTIE

Caractères généraux de l'herpès digitalis des fileuses de soie.

§ Ier.

DÉFINITION, SIÈGE, SYNONYMIE.

C'est dans le dévidage des cocons que l'on voit survenir aux mains de certaines ouvrières occupées à cette opération, d'abord une tuméfaction accompagnée de rougeur et de prurit, puis une exfoliation de

l'épiderme et une éruption vésiculeuse qui met quelquefois celles-ci dans l'impossibilité de continuer leur
travail.

Cette éruption, qu'on observe plus fréquemment à
la main droite qu'à la main gauche, siége particulière-
ment dans les intervalles des doigts, sur les parties
latérales correspondant aux premières et deuxièmes
phalanges et les plis de la paume de la main.

Chaque atelier a, pour ainsi dire, donné un nom
particulier à cette affection. Là, on l'appelle mal de
filature ; ici, dartres des cocons ; ailleurs, mal des
vers ou mal des bassines. C'est cette dernière dénomination que M. Potton emploie pour désigner cette
maladie.

Toutes ces dénominations nous paraissent défec-
tueuses ; nous préférons qu'on lui donne le nom de
mal des mains, et, plus scientifiquement, celui d'herpès digitalis ; car, dans les mots il y a les idées, et
un nom mal approprié peut induire en erreur, non-
seulement sur le principe d'une maladie, mais encore sur sa cause et son traitement.

Nous prouverons plus tard que la désignation d'herpès digitalis mérite d'être acceptée pour la maladie
dont nous parlons, par cela qu'elle indique et la nature du mal et le siége qu'il occupe.

C'est après sept ou huit jours d'un travail assidu, quelquefois après un laps de temps plus court encore, que l'ouvrière voit apparaître les phénomènes morbides que nous venons d'énoncer. Quelques lotions astringentes et résolutives, faites durant la nuit, suffisent souvent pour la guérison. Il est rare que ce mal, bien que parfois il soit de longue durée, force de suspendre le travail. Peu à peu les doigts s'accoutument à l'impression qui a déterminé cette lésion passagère, et ce n'est que sous l'influence de circonstances particulières et de la cause déterminante, que la fileuse voit survenir des symptômes plus graves, susceptibles de nécessiter l'intervention du médecin.

§ II.

SYMPTÔMES DU PREMIER DEGRÉ.

Nous croyons qu'il est utile d'énoncer, en passant, les conditions dans lesquelles se trouve l'ouvrière pendant son travail, conditions sur lesquelles nous reviendrons plus tard, mais qu'il est nécessaire de connaître pour bien comprendre la marche de la maladie.

Assise auprès d'une bassine remplie d'eau chaude à 85 et 90 degrés, dans laquelle se trouvent les cocons en filage, elle est fréquemment obligée d'y plonger les doigts pour reprendre les cocons lorsque leur fil est brisé, ou pour en retirer les résidus lorsqu'il sont dévidés. Comme la sensation qu'elle éprouve pendant cette rapide opération est très-pénible, même doulou-reuse, elle s'empresse d'y porter remède en immer-geant sa main dans une cuvette d'eau froide placée à son côté.

Il arrive qu'à la suite de ce manége si souvent ré-pété, deux phénomènes particuliers se font remarquer, à savoir : 1º une exfoliation épidermique, et 2º un gonflement érysipélateux des doigts, correspondant en tous points à ce que l'on appelle une engelure.

A la suite de l'exfoliation, il survient une vive démangeaison n'ayant d'abord rien de pénible, ac-compagnée d'une teinte érythémateuse ; bientôt la rougeur devient plus forte et prend l'aspect érysipéla-teux; plus marquée entre les doigts que partout ailleurs, elle se dissipe momentanément sous l'in-fluence de la pression.

Le gonflement ne tarde pas à se produire, il aug-mente avec la douleur qui devient cuisante, la cha-leur âcre, exagérée; la peau se couvre de marbrures, de plaques brunâtres, arrondies, dures et légèrement fendillées sur leurs bords, séparées les unes des autres par des intervalles où la peau est restée saine, ou bien n'offrant qu'un aspect furfuracé et farineux.

C'est sur le milieu de ces plaques, qui se trouvent en plus ou moins grand nombre dans le lieu d'élection, c'est-à-dire dans les intervalles des doigts, qu'apparaît une éruption miliaire qui ne tarde pas à prendre l'aspect vésiculeux.

Ces petites vésicules, remplies dans les premiers moments d'un liquide clair et transparent, présentent, dès le deuxième ou le troisième jour, une sérosité trouble d'apparence puriforme. Cette éruption constitue l'*herpès digitalis*, que M. Potton appelle mal des vers ou mal de bassine.

La maladie, une fois bien déclarée, arrivée au sixième ou septième jour, est bien encore accompagnée de prurit; mais celui-ci ne présente plus cette intensité brûlante dont nous avons parlé; ce n'est plus, pour ainsi dire, qu'une démangeaison peu vive, mais cuisante, dont les fileuses cherchent à se débarrasser par des compressions réitérées et des frictions légères avec des substances acides et astringentes, tels que le suc de raisins verts. Sous l'influence de ces embrocations, les vésicules se crèvent, et si la malade suspend quatre ou cinq jours son travail, les symptômes s'amendent rapidement et il ne reste, du

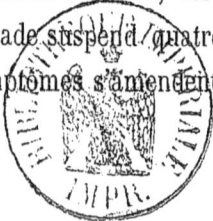

dixième au douzième jour, aucune trace de la maladie, qu'un peu de rougeur et une exfoliation légère.

Malheureusement, cette affection n'a pas toujours une durée aussi courte, ne revêt pas toujours une forme aussi bénigne. Débutant toujours par l'exfoliation épidermique, par le développement de ces plaques rouges, brunâtres, dont nous avons parlé, elle se présente avec une série de symptômes nouveaux, qui constituent pour nous un deuxième degré de la maladie.

§ III.

DEUXIÈME DEGRÉ.

Au lieu de simples vésicules herpétiques commençant par un état miliaire, on voit apparaître des vésicules d'une grosseur considérable, contenant un liquide épais, quelquefois séro-sanguinolent, mais non pas du pus, comme le pense M. Potton, qui leur donne le nom de pustules. Ces grosses vésicules, irrégulièrement arrondies, souvent réunies entre elles, donnent à la maladie l'aspect d'un herpès phlycténoïde. C'est surtout entre le médius, l'indicateur et le pouce de la main droite qu'elles se trouvent disséminées ; elles se répandent quelquefois sur le dos et dans l'intérieur de la main : l'ouvrière ne peut plier complètement les doigts sans éprouver des souffrances très-aiguës. Si aucune cause ne vient troubler l'éruption dans sa marche régulière et naturelle , elle arrive à son apogée du sixième au septième jour ; mais il est rare qu'elle suive ce cours prompt et régulier : « car , dit M. Potton , si par un effort quelconque , par un traitement intempestif, les pustules s'ouvrent d'une manière prématurée , artificielle , la maladie ordinairement n'est pas guérie ; il surgit d'autres boutons supplémentaires qui prolongent la durée de tous les accidents. »

Quand l'éruption est arrivée à son terme, quand elle s'est complètement développée , toute souffrance cesse ; le prurit et la chaleur vive et brûlante qui l'accompagne , disparaissent promptement et comme par enchantement. L'ouvrière, si toutefois elle a suspendu son travail, ne craindrait pas de le reprendre, n'étant plus tourmentée par la douleur ; mais son bienêtre est de courte durée, et si elle rentre à l'atelier, elle est bientôt forcée de le quitter de nouveau. Le derme, qui a été mis à nu, constamment en contact avec l'eau bouillante et les matières organiques qu'elle contient, se couvre de petits boutons purulents, qui ne tardent pas à s'ulcérer et à donner naissance à une suppuration considérable. C'est sans doute ce qui a fait dire à M. Potton, que le mal des fileuses était une maladie vésiculo-pustuleuse. Nous ne pensons pas comme lui : les vésicules de l'herpès digitalis des fileuses de soie ne contiennent jamais que de la sérosité, quelquefois puriforme il est vrai, mais n'offrant jamais les caractères anatomo-microscopiques du pus. Si, en dernier lieu, il y a une sécrétion de ce dernier liquide, elle est due à une altération du derme, suite de l'herpès digitalis, mais qui est tout à fait distincte de cette affection.

§ IV.

COMPLICATIONS.

Dans certaines circonstances, des lésions plus fâcheuses encore coïncident avec l'herpès digitalis. Alors même que les vésicules se montrent en petite quantité et avec des caractères bénins, une inflammation plus profonde se déclare, le tissu cellulaire sous-cutané est envahi, le gonflement des doigts devient énorme, la main même est déformée : une tuméfaction œdémateuse, ajoute M. Potton, se prolonge au poignet, au bras même ; les vaisseaux lymphatiques, les ganglions, les glandes de l'aisselle s'engorgent et s'endolorissent ; dès le cinquième et le sixième jour, on

voit apparaître de petits phlegmons arrondis, circon-
scrits, pour l'ordinaire situés sous les pustules ; la
peau est violacée, la fluctuation manifeste, la fièvre
locale que les malades accusent est ardente ; les symptômes généraux éclatent : il y a des frissons, des maux
de tête, de l'insomnie, du dégoût, des envies de vomir;
en un mot, les fonctions, soit du tube digestif, soit
du système circulatoire, sont troublées; les accidents
sympathiques se développent.

Quand ces complications surviennent, M. Potton en
fait un troisième degré de la màladie. Nous ne saurions partager cette manière de voir; nous croyons
qu'il n'y a dans l'herpès digitalis que deux degrés bien
marqués, faciles à distinguer à leur marche et à leur
symptômes.

Les phlegmons, qui viennent trop souvent, il est
vrai, compliquer cette maladie, ont une tout autre
cause et ne doivent pas être considérés comme faisant
partie des symptômes de l'herpès digitalis, pas plus
que les furoncles, les anthrax auxquels sont exposées
si fréquemment les ouvrières. Ces lésions sont dues
à l'action permanente de l'eau chaude et de la vapeur
sur les tissus, tandis qu'un principe irritant contenu
dans le cocon est la seule cause déterminante de
l'herpès digitalis.

A l'appui de notre assertion, nous ne serions pas en peine de citer des cas nombreux de phlegmons, chez des fileuses qui ne présentaient aucune trace d'éruption vésiculeuse des doigts. Si, parmi bien d'autres observations, nous choisissons la suivante, c'est qu'elle nous offre un exemple de l'inflammation des gaînes tendineuses des doigts, fait que M. Potton dit n'avoir jamais observé.

La fille S.., de Maubec, fileuse de soie, 27 ans, tempérament nerveux, n'a eu, depuis plusieurs années qu'elle se livre au filage de la soie, que rarement le mal des mains. En septembre 1855, ses doigts n'offraient qu'une légère exfoliation épidermique, sans trace de vésicule, Elle éprouvait depuis quelques jours seulement, surtout vers le soir, une démangeaison violente au médius de la main droite. Bientôt ce doigt prend une teinte érysipélateuse et il survient un gonflement considérable. Elle y éprouve une douleur sourde d'abord, puis lancinante et assez vive pour lui faire quitter l'atelier ; elle emploie pendant plusieurs jours des cataplasmes émollients ; mais n'éprouvant pas d'amélioration, elle vint me demander des conseils. Voici dans quel état nous avons trouvé sa main : La tuméfaction était énorme ; ses doigts, à moitié fléchis dans la paume de la main, ne pouvaient opérer ni mouvements de flexion, ni d'extension; les moindres mouvements qu'on voulait leur imprimer occasionnaient des douleurs intolérables. Le gonflement s'étendait jusqu'au pli du coude, les glandes de l'aisselle étaient engorgées et douloureuses. La moindre pression exercée sur les muscles de l'avant-bras arrachait des cris à la malade. Le médius, surtout au milieu de la deuxième phalange, était d'une grosseur considérable; la peau en cet endroit était violacée. Ce ne fut qu'après plusieurs jours d'un traitement antiphlogistique que, la fluctuation devenue manifeste, nous nous décidâmes à ouvrir le foyer purulent au niveau de la deuxième phalange; nous nous aperçûmes bientôt que nous n'avions pas affaire à un foyer circonscrit, mais bien disséminé suivant les gaînes des tendons extenseurs jusqu'à l'articulation métacarpo-phalangienne, de telle sorte qu'il nous fallut, pour faciliter l'écoulement du pus, pratiquer une ouverture au niveau de l'articulation, dans l'intervalle des métacarpiens.

Le mal était si grave que nous eûmes pendant plusieurs jours des craintes sérieuses pour l'existence de son doigt; ce ne fut qu'après deux mois de souffrances et de soins assidus qu'elle put obtenir une guérison avantageuse, en ce qu'elle ne laissa aucune infirmité, si ce n'est un peu de raideur dans la flexion du doigt malade.

M. Potton dit n'avoir jamais observé, dans ces circonstances, l'inflammation de la pulpe des extrémités
digitales, et, partant, la chute de l'ongle; plus heureux
que lui, nous avons observé plusieurs cas de panaris
graves dans cette région, dans certains desquels il y a
eu non-seulement chute de l'ongle, mais encore né-
crose de la première phalange.

§ V.

MARCHE, DURÉE, TERMINAISON.

Nous voyons donc, par ce qui précède, que l'herpès
digitalis ne présente à considérer que deux degrés principaux. Chacun de ces degrés offre des périodes im-
portantes et bien marquées, parmi lesquelles nous
comprendrons : 1° Une période d'invasion ; 2° une
période d'éruption ; 3° une période de desquamation.

La période d'invasion est remarquable par l'exfoliation de l'épiderme, le gonflement des doigts, un
prurit qui n'a d'abord rien de bien pénible, mais qui
ne tarde pas à devenir fatigant et douloureux si l'ouvrière continue son travail.

La période d'éruption s'annonce par l'exaspération
du prurit, qui devient âcre et brûlant, par l'apparition
de plaques rouges, brunâtres, sur lesquelles apparaît

bientôt l'éruption vésiculeuse, qui quelquefois prend l'apparence bulleuse ou phlycténoïde. Cette période, qui varie de quatre à cinq jours dans le premier degré, et de deux à trois seulement dans le second, se termine par l'ouverture des vésicules, en amenant alors, chose remarquable, la suppression presque complète du prurit et de la douleur. Il peut arriver alors, si l'ouvrière continue à filer, qu'au lieu de la période de desquamation il survienne de petites plaies suppurantes qui, en se réunissant, finissent par occuper toute la partie latérale des doigts malades. Des souffrances intolérables se déclarent après quelques jours de travail dans de telles conditions, et mettent la fileuse dans l'obligation de quitter l'atelier et de rechercher sa guérison dans une médication appropriée.

La troisième période de la maladie, qui dans le premier degré ne présente d'autres phénomènes qu'une desquamation légère ressemblant assez à celle de l'éruption morbilique, présente dans le deuxième degré toutes les phases de l'herpès phlycténoïde.

Quant à la durée totale de la maladie, elle n'est généralement, dans le premier degré, que de huit à dix jours, à partir du moment de l'éruption. Dans le deuxième degré, au contraire, elle présente de nombreuses variations ; mais on peut la fixer en moyenne de treize à quinze jours.

3

Quoi qu'il en soit de la durée, il est à remarquer que jamais la maladie ne passe à l'état chronique, et que sa terminaison est toujours heureuse, si toutefois il ne survient des complications comme celles que nous avons rapportées en faisant l'historique des symptômes. Comme on le conçoit parfaitement, c'est à une maladie concomitante qu'alors on a affaire, et non plus à l'herpès digitalis. C'est ce que M. Potton pourrait avoir confondu.

§ VI.

DIAGNOSTIC.

L'aspect de la maladie, les circonstances dans lesquelles elle apparaît, son siége, ses symptômes, mettent dans l'impossibilité le médecin attentif de la confondre avec aucune autre. Nous ne saurions la mettre en parallèle avec les maladies pustuleuses, bulleuses, etc., telles que le rupia, l'impétigo, l'ecthyma, ayant fait voir préalablement que l'affection qui nous occupe appartient au genre des vésicules. L'impétigo, pourtant, dans ses périodes d'invasion et d'éruption, pourrait embarrasser quelquefois le praticien, attendu qu'il débute aussi par des taches rouges un peu saillantes, qui sont le siége d'un sentiment de chaleur, et sur lesquelles apparaissent bientôt des pustules assez rapprochées souvent pour se confondre entre elles. Mais on évitera facilement de tomber dans l'erreur, si l'on se rappelle que les pustules d'impétigo n'acquièrent leur entier développement que 46 à 48 heures après leur apparition ; qu'elles laissent écouler un liquide purulent qui donne lieu à des croûtes jaunâtres ressemblant assez, dans les premiers temps , à des gouttes d'ambre , et , suivant Alibert, à des gouttes de miel desséché ou bien aux grains jaunes et brillants du succin , ou bien encore au suc gommeux de certains arbres ; et , de plus, que cette maladie a une grande tendance à passer à la chronicité, et qu'elle a une durée bien plus variable et bien plus longue que la maladie des doigts des fileuses. D'ailleurs , le genre de profession de la malade ne laissera aucun doute aux médecins.

Nous avons dit, en commençant, que la maladie des fileuses de soie avait reçu, dans certaines filatures, le nom de dartres des cocons. C'est dire assez que ce genre d'affection doit offrir certaine ressemblance avec l'eczéma, maladie qui a été décrite pendant bien longtemps sous le nom vague de dartre. On sait d'ailleurs que c'est le nom que le vulgaire donne encore à cette affection.

L'eczéma est une éruption de la peau caractérisée
par des vésicules ordinairement aplaties, très-nom-
breuses, agglomérées. Cette éruption est suivie quelquefois d'un suintement plus ou moins abondant de
sérosité, accompagnée de scoriations ou de squames.
Ce n'est que rarement qu'on voit survenir des croûtes
légères. Les individus à peau fine et délicate y sont
plus prédisposés que les autres.

Un caractère de l'eczéma qui rappelle un de ceux
de la maladie des filatures, c'est la démangeaison que
le malade éprouve dans la partie atteinte. Ces déman-
geaisons sont quelquefois brûlantes. C'est lorsque la
maladie veut passer à l'état chronique, que le prurit
est des plus intenses ; c'est aussi le moment où cette
maladie de la peau pourrait être confondue le plus
facilement avec l'herpès digitalis ; mais ce qui l'en
distingue d'une manière bien tranchée, c'est cette
tendance à la chronicité, qu'on ne voit jamais dans
les cas de mal de filature, qui est toujours une maladie
aiguë.

Après avoir jeté ce coup d'œil rapide sur le dia-
gnostic différentiel de la maladie des fileuses de soie
et de certaines maladies de la peau, nous croyons
devoir consacrer un article particulier à l'étude des
nombreux rapports qui existent entre l'affection qui

nous occupe et l'affection vésiculeuse connue sous le nom d'herpès. On verra qu'il existe une si grande analogie de causes, de symptômes, de marche, de durée, de terminaison , entre ces deux maladies , qu'on ne peut hésiter à les considérer comme identiques.

§ VII.

ANALOGIE DE L'HERPÈS ET DU MAL DES FILEUSES.

L'herpès, dit Willan , est une affection de la peau ordinairement aiguë, caractérisée par une éruption de vésicules d'un volume assez considérable, développée sur une base enflammée , constamment réunie en groupe, de manière à former une ou plusieurs plaques vésiculeuses de forme variable , séparées les unes des autres par des intervalles dans lesquels la peau est restée saine.

Ne sont-ce pas là tout autant de caractères de la maladie des fileuses de soie? On dirait que Willan, en donnant cette définition de l'herpès, a voulu décrire le mal des filatures. Comme l'herpès, en effet, l'éruption dont nous parlons se fait, ainsi que nous l'avons dit, sur des plaques enflammées de différente largeur, arrondies et séparées entre elles par des intervalles où il n'existe pas de vésiculation. Plus nous nous

étendrons sur les diverses phases de l'herpès, et plus
aussi nous trouverons des points de similitude.

Comme dans celle-ci, quelques heures, un jour,
trente-six heures après l'apparition des vésicules de
l'herpès, le liquide qu'elles renferment devient trouble,
lactescent dans les plus petites vésicules, brunâtre
et même quelquefois sanguinolent si les vésicules sont
considérables ; du troisième au cinquième jour ces
vésicules s'affaissent, se flétrissent ; bientôt elles se
rompent et laissent échapper un liquide jaunâtre. Ce
liquide, en se concrétant, donne lieu à de petites croûtes
qui ne tardent pas à se détacher. D'autres fois, le
liquide que contiennent ces vésicules est résorbé, et
la maladie se termine par résolution suivie de desquamation.

C'est presque toujours par desquamation que se
termine le mal des fileuses; mais si le plus souvent
les petites croûtes minces qui terminent l'herpès ne
se rencontrent pas dans l'herpès digitalis, il faut sans
doute l'attribuer à ce que le liquide sécrété par les
vésicules de celui-ci est emporté par l'eau avec laquelle la main de l'ouvrière est constamment en contact pendant son travail.

La marche de l'herpès est aussi très-rapide. Après
la formation des vésicules, disent MM. Monneret et

Fleury, on observe la succession des phénomènes que nous venons d'indiquer, mais elle a lieu rapidement. Les vésicules se troublent dans les vingt-quatre heures, du quatrième au cinquième jour elles se rompent, et du septième au huitième jour le mal a disparu.

On voit, dit M. Gibert, que toutes les variétés de la phlegmasie vésiculeuse désignée sous le nom de herpès, ont en général une marche aiguë, une durée courte, une terminaison heureuse ; circonstances qui les distinguent des affections cutanées vulgairement désignées sous le nom de dartres, et dont la plupart ont une marche chronique, une durée longue et offrant une grande résistance aux moyens de traitement par lesquels on cherche à les combattre. Comme nous l'avons déjà dit, c'est aussi là le caractère pathognomonique de l'herpès des ouvrières des filatures de soie.

Quelques auteurs ont cependant cité des cas d'herpès chronique ; mais, disent les auteurs du *Compendium de médecine*, ils n'ont point, ce nous semble, envisagé sous leur véritable point de vue les faits sur lesquels ils s'appuient. Sans doute, il est assez fréquent de voir les diverses espèces d'herpès se montrer plusieurs fois et même un grand nombre de fois sur le même individu, à des intervalles plus ou moins rapprochés ; mais l'éruption suit toujours sa marche

ordinaire, elle se termine par la guérison au bout
d'un temps voulu, et les réapparitions ne constituent
pas un fait de chronicité, mais une suite de récidives,
dont on trouve presque constamment la raison dans la
persistance des causes qui ont amené la première
éruption.

Si maintenant nous examinons les causes prédisposantes et les causes occasionnelles qui président
au développement de ces deux affections, nous verrons
aussi qu'elles sont, pour ainsi dire, identiques.

Comme nous l'établirons bientôt, le tempérament
lymphatique, une diathèse dartreuse, une peau fine,
blanche, sont des conditions on ne peut plus influentes
sur l'apparition du mal des mains des fileuses ; c'est
aussi sur les personnes qui se trouvent sous ces influences et dans ces conditions, qu'on a le plus souvent occasion d'observer les éruptions herpétiques de
diverse nature.

Parmi les causes occasionnelles de l'herpès, on
signale les variations brusques dans la température,
l'impression d'un froid vif et piquant, et le contact de
certaines substances âcres et irritantes. L'impression
prolongée de l'humidité lui donne aussi très-souvent
naissance. Nous avons eu occasion d'observer un cas
d'herpès zoster très-grave, survenu après un som-

meil de quelques heures sur la terre humide, sur une femme de 60 ans, attachée au service de notre beau-frère. Nous retrouverons toutes ces mêmes causes, quand nous traiterons de celles du mal de filature.

Si, en terminant cette courte esquisse sur l'herpès, nous jetions un regard anticipé sur les médications qui ont le mieux réussi pour la guérison du mal de filature, nous verrions que ce sont celles qui ont été préconisées dans le traitement de l'herpès.

Voici ce que dit M. Alibert, en parlant du traitement de cette dernière affection : « L'herpès parcourt, en général, avec rapidité et promptitude, ses diverses périodes, et n'est que légèrement influencé par les secours de l'art..... Aussi, les ressources de la médecine expectante sont-elles à peu près les seules auxquelles on puisse avoir recours dans cette maladie. »

Cette proposition est parfaitement exacte, ajoutent les auteurs du *Compendium;* les lotions, les topiques émollients, les bains tièdes sont généralement plus nuisibles qu'utiles; leur emploi ne fait que retarder la dessication. On ne sera donc pas étonné que M. Potton nous dise qu'il n'a retiré que des résultats défavorables de cette médication, qu'il a employée contre le mal des bassines, comme il l'appelle,

Les seules applications locales auxquelles on puisse avoir recours contre l'herpès, sont celles d'eau froide ou d'eau rendue astringente par l'addition du sulfate de zinc ou de cuivre, d'alun, de borate de soude, d'acétate de plomb. Ce sont aussi les topiques qui ont le mieux réussi dans le traitement de la maladie des doigts des fileuses.

Si donc, après tout ce que nous avons dit des nombreux points de contact et de similitude qui existent entre l'herpès et le mal de filature, l'on fait attention qu'ils exigent le même traitement, nous rappelant l'axiome de thérapeutique : *Naturam morborum curationes ostendunt*, on sera convaincu que ce n'est pas sans raison que nous avons cru devoir donner au mal des mains ou des bassines, le nom médical d'herpès digitalis des fileuses de soie.

§ VIII.

ALTÉRATIONS ANATOMIQUES.

Quand nous traiterons des causes prédisposantes extrinsèques, nous étudierons les effets de l'eau froide et de l'eau chaude, les altérations que leur alternative amène sur l'épiderme et les tissus sous-jacents. Nous ne devons, pour le moment, que donner un aperçu des

altérations anatomo-pathologiques qui sont le résultat
de la vésiculation.

Ces altérations sont différentes dans le premier et
dans le second degré de la maladie.

Dans le premier degré , la sérosité épanchée est
quelquefois en quantité peu considérable. Si l'on ouvre
quelques-unes de ces vésicules dans les premiers moments de leur apparition , il en sort une petite gout-
telette de sérosité transparente , n'offrant rien de
particulier; si ce n'est un peu de viscosité ; leur enveloppe offre une résistance marquée à l'instrument qui
la pique, et l'on éprouve de la difficulté à la détacher
des tissus sur lesquels elle repose ; on peut apercevoir,
sur le fond de la vésicule , une petite membrane éga-
lement très-adhérente, légèrement blanchâtre, accolée
sur un tissu enflammé , dont les petits vaisseaux capillaires sont injectés d'une manière remarquable.

Lorsque la sérosité des vésicules est devenue trouble (opacité qui est due, comme on sait , à une mul-
titude de petits corpuscules de nature albumineuse ,
qui nagent au milieu du liquide que contiennent les
vésicules), cette faussse membrane disparaît. On aper-
çoit alors un fond rouge blafard, sur lequel se trouvent
de petites mais nombreuses granulations , qui nous
paraissent tenir à un développement anormal des pa-

pilles nerveuses. On sait que c'est dans ce moment que le prurit devient des plus intenses, dans le premier degré de l'affection vésiculeuse des mains des ouvriers en soie. Dans ce degré, l'altération morbide ne paraît avoir lieu que dans les capillaires veineux du système cutané.

Dans le second degré, au contraire, alors que les vésicules prennent un développement tel, qu'elles apparaissent sous forme de petites phlyctènes, les altérations des tissus sont plus considérables, plus profondes ; on sait que, dans ce cas, la sérosité des vésicules devient d'abord opaque, et qu'il n'est pas rare d'y rencontrer quelques points sanieux. Si l'on ouvre une de ces larges vésicules, on a une résistance moins considérable de la part de son enveloppe, et, chose remarquable, après que la sérosité s'est épanchée, on ne trouve nulle trace de cette fausse membrane que nous avons vue dans le premier degré ; le réseau capillaire y est moins engorgé, certaines petites veinules paraissent entr'ouvertes ; mais ce qui nous a le plus frappé, c'est l'absence de ces petites granulations, résultat d'un allongement des papilles nerveuses.

Cette absence, ou plutôt l'altération de ces papilles, nous explique le bien-être qu'éprouve la fileuse après l'ouverture des vésicules, dans le deuxième degré de la maladie ; bien-être tel , dit M. Potton, que les fileuses ne craindraient pas de reprendre leurs travaux.

Ce phénomène remarquable , qui avait frappé M. Potton, trouve dans cette altération des papilles nerveuses une explication des plus satisfaisantes.

Nous ne parlerons pas des altérations pathologiques qu'on observe dans les cas suivis des complications dont nous avons parlé ; ces lésions sont les mêmes que celles qu'on rencontre dans les cas de phlegmons abcédés ordinaires , et sont par conséquent bien connues.

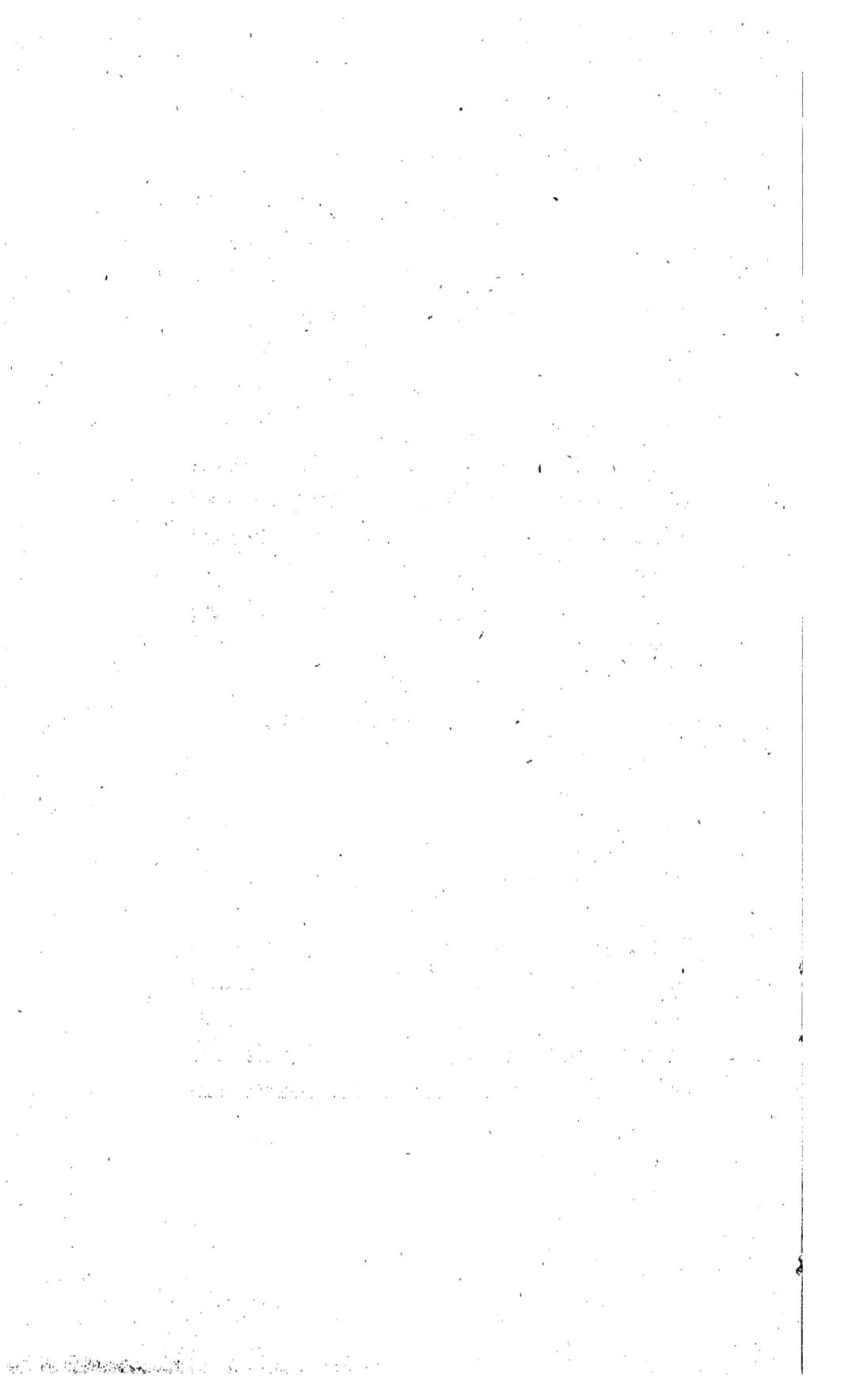

DEUXIÈME PARTIE

Causes.

Un des points les plus importants de la maladie qui nous occupe, est assurément l'étude des causes; c'est aussi le point sur lequel nous nous étendrons le plus longuement.

Pour éviter la confusion dans cette étude, nous diviserons les causes en trois catégories :

1º Les causes prédisposantes intrinsèques;

2º Les causes prédisposantes extrinsèques :

3º La cause déterminante.

§ Ier.

CAUSES PRÉDISPOSANTES INTRINSÈQUES.

Age.—La population ouvrière des filatures de soie est, en général, composée de jeunes filles de douze à vingt-cinq ans; le nombre des personnes plus âgées est excessivement restreint. Chose remarquable, c'est principalement sur les jeunes sujets qu'on voit survenir l'affection herpétique des doigts, ceux d'un âge plus avancé en étant bien moins souvent atteints.

M. Potton s'est imaginé que les anciennes fileuses, ayant eu plusieurs fois la maladie, se trouvaient sous le bénéfice d'une espèce d'inoculation préservatrice. Nos observations nous ont conduit à une opinion contraire.

Dans la campagne de l'année dernière, nous avons vu vingt-quatre ouvrières sur trente être en même temps frappées de la maladie. Les six personnes qui furent préservées étaient de beaucoup plus avancées en âge que les autres et ne se trouvaient cette année-là qu'exceptionnellement dans la filature. On ne peut donc admettre pour elles une inoculation préservatrice. Nous croyons devoir attribuer cette immunité à l'épaississement de la peau, à sa plus grande dureté, résultat de l'âge et des travaux manuels. Ne sait-on pas d'ailleurs que l'engelure est plutôt l'apanage de la jeunesse que de l'âge avancé, et, nous l'avons dit plus haut, l'engelure est presque toujours le point de départ de la maladie. Ces considérations expliquent d'une manière satisfaisante, nous le pensons, la prédisposition plus grande des jeunes filles à contracter l'éruption vésiculeuse.

Tempérament.—Tout le monde connaît le rôle que

joue le tempérament dans les maladies ; nous croyons qu'il n'est pas sans influence sur le développement de l'affection qui nous occupe.

Nous avons toujours remarqué que le tempérament lymphatique était une cause essentiellement prédisposante de l'herpès digitalis. C'est à peine si les ouvrières dotées de cette constitution peuvent continuer pendant huit ou dix jours leur travail, sans voir survenir sur leurs mains les premiers symptômes de la maladie. Le contraste est frappant, si l'on examine d'ailleurs ces jeunes personnes robustes, au tempérament sanguin, sorties des vallées de Luberon ou de la Provence, et sur lesquelles un long séjour dans l'atelier n'a aucune influence ; c'est aussi l'opinion de beaucoup de filateurs de mes amis, que j'ai consultés sur ce sujet, et qui m'ont assuré que les jeunes filles arrivant de la ville étaient inévitablement atteintes, tandis que celles recrutées dans les campagnes résistaient beaucoup mieux. M. Potton nous dit aussi que la filature de son compatriote, transportée des montagnes du Forez à Villeurbanne, présente un bien plus grand nombre de cas, depuis que le recrutement des ouvrières se fait sous le climat brumeux de l'agglomération lyonnaise.

Notre frère, qui depuis longtemps dirige des ateliers nombreux, nous dit faire encore tous les jours les mêmes remarques. Ce sont, nous dit-il, les filles blondes, aux doigts courts et bien remplis, à la peau fine et blanche, qui se trouvent le plus souvent mises hors d'état de travailler, tandis que celles à la peau brune, aux doigts effilés, d'un tempérament nerveux, sont le plus ordinairement épargnées.

L'influence du tempérament lymphatique doit donc être prise en sérieuse considération et peut donner de très-bonnes indications pour le traitement.

Si l'âge, la constitution ont une certaine influence sur le mal des mains, les maladies latentes, telles que les diathèses scrofuleuses et dartreuses, sont autant de causes prédisposantes, à un titre bien plus élevé que celles dont nous venons de parler.

C'est sur les malheureuses filles soumises à ces tristes influences, que la maladie sévit avec le plus d'intensité ; on conçoit d'ailleurs qu'elles doivent être plus disposées qu'aucune autre à subir l'action du principe âcre des cocons, puisque les unes ont en général tous les caractères du tempérament lymphatique, et les autres une tendance prononcée aux maladies de la peau.

Nous pourrions, à l'appui de cette assertion, citer de nombreuses observations. Quelques-unes des plus remarquables suffiront sans nul doute à convaincre nos lecteurs.

Ire OBSERVATION.

La fille D...., âgée de 18 ans, blonde, à peau blanche et fine, avait les glandes du cou considérablement engorgées ; elle avait depuis longtemps, nous dit-elle alors que nous la vîmes, des dartres à la partie interne des bras et des cuisses. Un guérisseur de village, à qui elle s'était adressée, lui avait fait subir plusieurs traitements dans le but de la guérir d'une gale, disait-il, invétérée ; mais tous ces traitements n'avaient abouti à rien : elle n'avait autre chose qu'un eczéma chronique. Considérant d'ailleurs son état général, nous lui conseillâmes, en même temps que des topiques appropriés, une médication générale à l'iodure de potassium et à l'huile de foie de morue. Elle retira bientôt de ces traitements d'heureux résultats, et ces accidents avaient presque complètement disparu, lorsqu'elle entra par besoin dans une filature de soie. Après trois jours de travail, elle fut prise d'une démangeaison à la main droite, au lieu d'élection de l'herpès digitalis ; le quatrième jour, le gonflement des doigts était considérable ; la main gauche, qui en général n'est que rarement atteinte, présentait chez elle les mêmes phénomènes que la main droite ; le cinquième jour, l'éruption apparut, et le huitième les symptômes étaient si graves qu'elle fut obligée de discontinuer son travail. Sous l'influence du traitement général qu'elle avait quitté, du repos et de quelques topiques astringents, nous arrêtâmes les progrès du mal et la rendîmes bientôt à la santé.

IIᵉ OBSERVATION.

La fille M....., âgée de vingt ans, tempérament lymphatique, entre à la filature le 15 août 1854; elle est bien portante alors, mais depuis il lui arrive de contracter l'affection herpétique des doigts avec une étonnante facilité. Sa constitution, assez forte d'ailleurs, ne nous permettait pas de comprendre la malheureuse tendance à laquelle elle était soumise ; ce n'est qu'en scrutant son historique que nous apprîmes que son père était depuis longues années atteint d'un eczéma chronique, ce qui nous fit soupçonner chez la jeune fille une diathèse dartreuse, qui se révéla, à la fin de la campagne, par une éruption eczémateuse sur la partie latérale droite du tronc et sur les membres supérieurs.

On ne saurait d'après cela refuser aux diathèses scrofuleuse et dartreuse, ainsi qu'au tempérament lymphatique et à l'âge, une part bien grande dans la fréquence de cette maladie. Ce ne sont pas d'ailleurs les seules causes prédisposantes qui doivent nous intéresser ; il en est d'autres que nous désignerons sous le nom d'extrinsèques , qui ont aussi leur part d'importance.

§ II.

CAUSES EXTRINSÈQUES.

Parmi les causes extrinsèques, se trouve en première ligne l'action alternative de l'eau chaude et de l'eau froide sur les mains des fileuses. Nul doute que ce mouvement alterné , continuel manége pendant lequel la main est tantôt plongée dans l'eau chaude et tantôt dans l'eau froide, ne détermine une congestion dans les parties exposées, et en certains points de véritables engelures ; ce qui n'est pas sans influence sur le développement de l'herpès digitalis. Il survient par la même occasion une tendance à l'exfoliation épidermique, ce qui ayant une fois lieu, laisse prise au principe âcre des cocons. On sait d'ailleurs que l'épiderme, soumis à l'action de l'eau bouillante, se détache facilement du derme ; il s'épanche alors , avant sa chute complète , une espèce de sérosité plus ou moins transparente, entre ces deux tissus, ce qui facilite bien leur séparation complète.

Ces phénomènes sont identiques aux symptômes primitifs du mal des mains et doivent être considérés, pour ainsi dire, comme le *sine quâ non* de la maladie. C'est avec peine que nous avons vu M. Potton méconnaître leur importance. Il n'est personne qui, d'après ce que nous venons de dire, ne les estime comme une cause essentiellement prédisposante.

Climat, saisons, variations atmosphériques. — Nous verrons toujours les alternatives de chaud et de froid, les changements de température agir comme ces espèces de bains locaux dont nous venons de parler, et jouer un grand rôle sur l'apparition de l'herpès digitalis : témoin les contrées dans lesquelles on file.

Dans les départements les plus rapprochés du nord de la France (où se trouvent des filatures), la maladie des fileuses paraît avoir des symptômes plus graves que dans les départements méridionaux. Cette affection semble être plus fréquente dans les filatures établies à Lyon et dans l'Isère, que dans les basses Cévennes, le département de Vaucluse et toute la Provence. Les contrées soumises aux brusques variations atmosphériques, sont aussi celles qui voient le plus d'ouvrières atteintes de la maladie. La vallée nord du Luberon, où la température ne subit point ces rapides changements, comme celle de Cavaillon, placée sur les bords de la Durance et plus exposée à la violence du mistral, offre des cas moins nombreux de la maladie, et les ouvrières qui travaillent dans ces filalatures sont bien moins exposées à chômer. Comme exemple de l'action des changements de température sur le développement du mal des mains, nous pourrons citer le fait suivant :

L'année dernière, au mois de septembre, il n'y avait, dans la filature de notre frère, aucune ouvrière atteinte; le 15, survint, après un jour de pluie, un vent du nord froid et violent; le 17, le mal se déclara simultanément sur une dizaine d'ouvrières. — L'affection eût certainement fait de plus grands progrès dans la filature; mais le vent cessa, la température s'adoucit, et les symptômes de la maladie disparurent rapidement. La même observation fut faite dans plusieurs filatures de la même localité.

Si ces alternatives de chaud et de froid ont une influence aussi grande sur l'apparition, la marche et l'intensité de cette maladie, les saisons en ont aussi une bien manifeste. C'est pour cela que l'affection des doigts des fileuses est si peu fréquente dans les beaux jours du printemps , de l'été et de l'automne, tandis qu'elle est commune pendant l'hiver et dans les derniers jours d'automne. Ce fait est si remarquable , qu'il a frappé l'attention de tous les chefs de filature et de M. Potton lui-même. L'observateur lyonnais , tout en considérant que le mal des mains se montre plus souvent dans la mauvaise saison , n'en a point attribué la cause à l'état de la température , mais lui a donné pour raison d'être, une circonstance dont la valeur est tout à fait problématique.

« Elle doit, dit-il, exclusivement son origine à la présence du ver, à sa décomposition intime, à une première altération qui s'est faite lentement au sein même du cocon conservé dans les magasins. Alors cette altération puise une force nouvelle, une plus grande énergie dans l'action de l'eau chaude , qui n'a pas eu le temps ou le pouvoir de détruire les émanations dégagées du corps de l'animal durant la filature.»

D'après le même auteur, cette décomposition s'opérerait pendant la conservation des cocons , durant cette partie de l'année qui sépare le moment de leur formation de celui du filage. Quant aux cocons frais, M. Potton les regarde comme tout à fait innocents , et c'est pour cela, dit-il , que dans le midi de la France ; lorsqu'on filait six ou sept mois au plus ; le mal des bassines était autrefois inconnu.

L'on voit par là que l'auteur des observations sur le mal des vers ou des bassines ne prend en considération ni l'action des climats, ni l'action des saisons. Et d'abord, nous dirons qu'autrefois, en Italie, en Orient et dans le midi de la France, le mal des mains a toujours existé, ainsi que nous l'avons rapporté en commençant, à cela près toutefois d'une différence assez grande dans la fréquence.

Quant à l'altération de la chrysalide, il suffit de considérer les moyens employés pour la conservation des cocons, pour s'apercevoir qu'elle est de toute impossibilité. Après la récolte, les cocons arrachés aux bruyères sont, pour ceux toutefois destinés au filage, étouffés à la vapeur, puis exposés au soleil ou dans un air sec et chaud, ce qui amène, non-seulement leur dessication, mais encore celle de la chrysalide qu'ils renferment. Il suffit, pour s'assurer de la vérité de cette assertion, d'ouvrir un cocon conservé, non-seulement pendant sept ou huit mois, mais encore pendant des années entières; on trouve alors le ver complètement desséché et se réduisant facilement en poussière. Qui ne sait que, dans cet état, les phénomènes de putréfaction ne peuvent se produire? Et alors les accidents que leur attribue M. Potton doivent être complètement mis de côté. Si, d'ailleurs, par suite d'un concours particulier de circonstances, il arrive que les cocons anciens soient mis en filage pendant la belle saison, pendant l'été par exemple, l'apparition du mal des mains n'est ni plus ni moins fréquente que lorsqu'on file des cocons frais.

Après de telles considérations, il n'est personne, nous pensons, qui ne soit édifié sur le rôle important des brusques changements de température, du climat et des saisons. Il suffirait aux incrédules, pour se convaincre entièrement, d'entrer dans une filature et d'en questionner le chef et les ouvrières.

Il est une autre cause bien connue dans les pays où l'on file la soie, qui est bien digne d'attention et qui peut servir à donner de bonnes indications pour le traitement prophylactique ; cette cause dépend de la nature des eaux. Voici ce que nous avons observé à ce sujet :

Les établissements desservis par des eaux potables, et qui ne contiennent en solution ou en suspension qu'une quantité peu considérable de matières solides (c'est-à-dire de 0,30 à 0,40 pour un litre), sont de tous les plus favorables à l'entretien du bon état des ouvrières ; tandis que ceux alimentés par des eaux calcaires et séléniteuses, ce que l'on reconnaît facilement aux incrustations qu'elles abandonnent dans les chaudières, sont, pendant la bonne saison aussi bien que pendant la mauvaise, sous l'empire de l'éruption vésiculeuse, à tel point qu'il est des filatures, dans le département de Vaucluse, dans lesquelles les ouvrières redoutent de travailler, assurées qu'elles sont d'être atteintes par le mal ; cela tient uniquement à l'emploi des eaux séléniteuses et calcaires dont on y fait usage.

Chose remarquable, les filatures placées sur les bords de la Durance éprouvent les tristes effets des eaux précédentes, alors que cette rivière vient à se troubler à la suite des grandes pluies ou des pluies d'orage ; l'emploi de ses eaux amène alors inévitablement l'éruption vésiculeuse sur un plus ou moins grand nombre d'ouvrières, tandis que, dans l'état ordinaire, il est sans mauvaise influence sur la santé des fileuses.

On comprend qu'une telle observation ne pouvait être négligée, vu l'importance qu'elle a au point de vue prophylactique ; elle servira à l'industriel intelligent, qui, soucieux du bien-être de ses employés et de la réussite de son entreprise, n'établira son atelier que sur des cours d'eau dont la composition sera déterminée d'avance et parfaitement connue.

Toutes ces causes prédisposantes intrinsèques et extrinsèques, qui d'ailleurs se rencontrent dans nombre d'industries différentes, ne suffisent cependant pas pour déterminer l'apparition de l'herpès digitalis; il est, d'autre part, une cause essentielle, cause déterminante, que nous avons tâché de dévoiler, et que nous croyons avoir rencontrée dans l'enveloppe qui constitue le cocon.

§ III.

CAUSE DÉTERMINANTE.

Bien des auteurs se sont occupés de l'étude du cocon, mais tous l'ont faite sous le rapport industriel. Le mal des mains, pour ainsi inconnu des médecins, n'avait engagé personne à la faire dans l'intérêt des ouvrières. C'est à M. Potton qu'on doit les premières recherches sur ce sujet.

M. Robinet, dans son Mémoire sur la filature de la soie, nous donne un aperçu de l'analyse de la soie à l'état de cocon et à l'état de grège ; mais cette analyse superficielle ne nous apprend en aucune sorte la nature et les propriétés des matières qu'on y rencontre. Rien d'ailleurs qui puisse nous mettre sur les traces du principe morbifique que nous cherchons ; c'est en vain que nous avons consulté les analyses de Baumé, de

Vauquelin, de Borbollet, de Proust, de Roard, elles
ne nous ont rien appris à ce point de vue.

M. Potton, sans faire d'analyse spéciale, a conclu
à la présence d'un principe particulier dont l'inoculation, une fois opérée, met les ouvrières qui ont été soumises à son action, dans une espèce d'état réfractaire
à de nouvelles inoculations. Pourtant, n'osant faire
reposer la raison d'être du mal des mains des fileuses
sur une idée aussi hypothétique, il admet d'ailleurs
que c'est au produit de la putréfaction de la chrysalide
qu'est uniquement due l'éruption vésiculeuse. Nous ne
savons que penser de cette opinion; nous l'avons ré-
futée plus haut d'une manière à ne laisser aucun doute
dans l'esprit de nos lecteurs ; disons pourtant que
c'est à M. Potton que nous devons l'idée que nous
avons eue de rechercher un principe âcre de nature
particulière, principe, cependant, que nous ne croyons
pas doté des propriétés qui lui ont été hypothétique-
ment attribuées, c'est-à-dire pouvant agir à la manière
du virus variolique ou de certains principes contagieux.

Mais si l'on ne s'est point occupé du principe actif
des cocons, on a cherché à savoir si la chenille dont
ils proviennent, lorsqu'on la met en contact avec la
peau ou des muqueuses, détermine mécaniquement ou
chimiquement l'irritation de ces tissus: M. Guérin

Méneville, dans un rapport qu'il fit sur les chenilles qui produisent la soie sauvage du Mexique, dit que l'irritation qu'elles amènent est due aux poils barbelés dont elles sont couvertes. Cette irritation serait donc le résultat d'une action purement mécanique. Cette donnée ne saurait nous aider à expliquer l'origine du mal des fileuses; mais, bien qu'elle ne s'applique qu'à des chenilles étrangères et à celles dites processionnaires de notre pays, — celles de notre ver à soie ne possèdant qu'un petit nombre de barbillons et seulement à la partie postérieure des pattes, — elle peut nous venir en aide pour comprendre les phénomènes de prurit et d'inflammation qui surviennent chez les personnes préposées à la garde des magnaneries, chargées de l'enlèvement des litières et du transport des vers. Restait donc à trouver ce principe âcre prévu par M. Potton, et sur lequel tous les auteurs qui se sont occupés des filatures ont gardé le plus grand silence; c'est à l'analyse chimique, aidée d'expériences physiologiques, que nous avons eu recours. Nous avons recherché quelle était la composition du cocon, puis l'action de ses parties constitutives sur les tissus vivants, et principalement sur les muqueuses. Nous avons ensuite enlevé les parties extractives de le chrysalide, que nous avons soumises aux mêmes expérimentations. Pour procéder

avec ordre , nous allons exposer d'abord les recherches chimico-physiologiques que nous avons faites avec
le ver de cocon, puis celles que nous avons faites sur
le cocon lui-même , de manière à bien faire voir que
notre opinion sur la cause déterminante de la maladie
n'est point hypothétique.

Nous prîmes, d'une part, des chrysalides non étouf-
fées et non desséchées; de l'autre , des chrysalides
desséchées résidant dans des cocons vieux. Nous fîmes
avec les unes et les autres, mais séparément, un extrait
alcoolique et un extrait aqueux. Ces extraits, de con-
sistance emplastique , furent déposés sur différentes
parties du corps et maintenus en cet état durant la
nuit entière : il ne se manifesta , à la suite de ces
applications, aucune rougeur, et cela, ni avec l'extrait
aqueux ni avec l'extrait alcoolique, bien qu'ils fussent de provenances différentes , c'est-à-dire préparés
avec des chrysalides sèches ou vivantes.

De ces essais , nous penchions déjà à croire qu'il
n'existait là aucun principe âcre de nature particulière ; mais, comme on eût pu nous objecter que le
principe en question était volatil , nous avons soumis
les deux espèces de vers sur lesquels nous avions
déjà opéré, à la distillation, en présence d'une certaine quantité d'eau. Le produit de la distillation fut

essayé comme les extraits précédents ; des compresses trempées dans ces liquides furent maintenues pendant vingt-quatre heures sur la partie interne des bras, et ne détermina aucun phénomène d'irritation. Ils avaient pourtant l'un et l'autre une odeur particulière, une faible réaction alcaline et une saveur fade et désagréable, ce qui nous confirma dans notre première supposition et nous engagea à pousser plus loin nos investigations.

Un fait, d'ailleurs, qui vient à l'appui de notre opinion à cet égard, est le suivant : A une certaine époque, et cet usage est encore en vigueur dans quelques filatures, on avait l'habitude de ne renouveler l'eau des bassines que tous les huit jours ; bien plus, sous prétexte de donner plus de lustre à la soie, on faisait écraser journellement, dans l'eau des bassines, une certaine quantité de chrysalides ; l'eau était alors d'un rouge jaunâtre et comme savonneuse. Notre frère aîné, qui, dans le but de faire quelques expériences industrielles, avait introduit cet usage dans une partie de sa filature, a remarqué avec nous que les ouvrières qui se servaient des eaux chrysalidées, non-seulement n'étaient point atteintes de l'affection vésiculeuse, mais encore que celles chez lesquelles elle commençait à se montrer, venaient chercher leur guérison dans ces eaux saumâtres et savonneuses.

Dès-lors, persuadé que les chrysalides jouissaient d'une parfaite innocuité, nous recherchâmes dans leur enveloppe s'il n'existait point ce principe que nous soupçonnions. Ayant pris des cocons et les ayant débarrassés des vers qu'ils contenaient, nous les avons soumis aux essais suivants :

Traités par l'eau bouillante, ils l'ont constamment, qu'ils fussent anciens ou nouveaux ; rendue très-alcaline. Nous ne saurions dire au juste à quoi est due cette alcalinité; d'après des expériences, encore trop peu nombreuses il est vrai, nous pensons qu'elle est due à la présence de la soude combinée à la matière organique, à une espèce d'albuminate basique de soude.

Quoi qu'il en soit, cet eau, soumise à une évaporation lente et ménagée, nous donna un résidu brunâtre, visqueux, qui, mis en contact des muqueuses, n'y produisit qu'un léger érythème, qui fut sans conséquence et dont la durée fut très-courte.

Nous avons, d'autre part, soumis à l'action de l'alcool bouillant, quelques cocons préparés à l'instar des précédents : l'alcool prit bientôt une coloration jaunâtre, mais resta sans action sur les papiers à réactif. L'eau qu'on y mélangeait y déterminait un trouble jaunâtre, et il venait bientôt surnager quel-

5

ques globules de matières grasses. Ayant fait évaporer
une partie de cet alcool, nous obtinmes un résidu
d'un jaune vif, lamelleux, cassant et se réduisant
facilement en poudre. Une partie de ce résidu, déposé
sur la langue, produisit l'effet d'une matière âcre et
caustique, comme le fait le poivre piment ou les grai-
nes de Daphné. L'irritation produite persista pendant
plusieurs heures, pendant lesquelles nous eûmes les
papilles de la langue qui avaient été en contact, assez
fortement enflammées. Ce fait nous engagea à multi-
plier nos essais sur cette matière, et, bien que chimiquement nous n'ayons pu en déterminer la nature,
vu la trop faible quantité que nous avions à notre
disposition, nous avons été assez heureux pour en
déterminer les propriétés physiques et physiologiques.

Ce produit extractif n'est autre, nous pensons,
qu'un mélange de matière grasse, cireuse, et de matières colorantes. Ce n'est point à cette première que
nous pouvons attribuer cette propriété âcre dont nous
avons parlé ; nous pensons qu'elle n'appartient qu'à la
matière colorante. Celle-ci, peu soluble dans l'eau
froide, se dissout pourtant en assez grande quantité
dans l'eau bouillante, et mieux dans l'alcool et dans
l'éther.

Si on la maintient appliquée sur la muqueuse

des lèvres, deux ou trois heures de contact suffisent
pour amener une vive rougeur, du gonflement, et en
quelques points de petits soulèvements de l'épithélium,
qui bientôt blanchissaient et se détachaient. Nous
n'avons pas obtenu, il est vrai, une véritable éruption
herpétique ; mais les conditions peu favorables dans
lesquelles nous opérions, en sont sans doute la cause.
Quoi qu'il en soit, nous pensons que ce fait, répété
plusieurs fois, nous indique clairement que c'est dans
la matière colorante du cocon que réside donc le principe âcre, sujet de nos recherches, et, bien que nous
n'ayons pas pu déterminer sur les muqueuses où
nous l'avons appliqué, une éruption vésiculeuse iden-
tique, nous n'en persistons pas moins à croire qu'il
est la cause déterminante de l'herpès digitalis.

On conçoit, d'ailleurs, que dans les filatures ce
principe se trouve dans des conditions particulières
qu'il nous était difficile de rencontrer, conditions
favorables et même nécessaires à la manifestation de
sa présence.

Si l'on se rappelle l'action de l'eau chaude sur la
peau des mains, et surtout d'une eau qui, comme
nous l'avons dit, est fortement alcaline, l'état inflam-
matoire des doigts, après quelques jours de travail,
chez les personnes à constitution particulière ou sou-

mises à de brusques variations de température, on comprendra aisément combien cette cause doit se montrer plus puissante et plus active sur des tissus préparés, pour ainsi dire, à la recevoir, que sur les tissus sur lesquels nous avons dû faire nos expériences.

TROISIÈME PARTIE

Traitement.

Il ne suffit pas à un médecin, pour être utile, d'étudier les symptômes d'une maladie, d'en rechercher les causes et la nature; il faut encore qu'il s'occupe d'en prévenir le développement, de trouver le moyen d'en arrêter la marche, et d'en guérir les accidents lorsqu'elle s'est déclarée. Qu'importerait, en effet, aux malades qu'on connût parfaitement leur maladie, si l'on ne savait en même temps y porter remède !

La thérapeutique est donc une chose essentielle dans l'histoire d'une maladie; elle comprend trois parties parfaitement distinctes :

La première, qui s'occupe d'empêcher l'invasion du mal, a reçu la dénomination de prophylactique;

La deuxième, où l'on étudie les moyens d'arrêter le mal à son début, le nom d'abortive;

La troisième, qui a pour but de guérir et de rappeler le malade à la santé, est appelée curative.

Nous allons d'abord faire l'étude de la première de ces parties, c'est-à-dire du traitement prophylactique de l'herpès digitalis des fileuses de soie.

§ Ier.

TRAITEMENT PROPHYLACTIQUE.

Dans la prophylaxie de l'herpès digitalis, le médecin peut disposer de deux sortes de moyens : les moyens hygiéniques et les moyens médicamenteux. Parmi les moyens hygiéniques, il en est qui sont communs à tous, ce sont ceux qui sont du ressort de l'hygiène générale; d'autres, au contraire, sont spécialement applicables aux ouvrières des filatures de soie. C'est sur ces derniers que nous allons entrer dans quelques détails.

Nous avons dit, en parlant des causes prédisposantes extrinsèques, que les bains alternatifs d'eau chaude et d'eau froide que prennent les doigts des fileuses, les préparent au développement de l'affection vésiculeuse.

De concert avec notre frère aîné, nous avons pensé qu'en mitigeant la différence de température des eaux mises au service des fileuses, on parviendrait peut-être à diminuer la fréquence de la maladie. A cet effet,

il a fait disposer sur le faîte de son atelier une cuve
assez grande, destinée à alimenter le conduit commun
qui a remplacé les cuvettes à eau froide des fileuses.
L'eau de cette cuve, exposée continuellement au soleil,
acquiert un degré de chaleur assez élevé, se rappro-
chant davantage, par sa température, de celle des eaux
des bassines destinées au filage.

Sous l'influence de ce changement, nous avons pu
nous convaincre que notre supposition n'était pas mal
fondée, et le nombre des fileuses atteintes a depuis
lors sensiblement diminué.

Comme, pendant l'hiver, il est impossible de jouir
du bénéfice de la chaleur du soleil, on peut obvier à
cet inconvénient en faisant chauffer légèrement l'eau
destinée à tempérer l'impression pénible qu'éprouve
l'ouvrière en plongeant sa main dans un liquide presque
bouillant. Il faut, qu'en général, l'eau qui doit remplir
cette indication soit portée de 19 à 20 degrés centi-
grades.

En parlant de cette modification à un fileur de
Ganges, celui-ci nous a dit que pour arriver au même
but et mettre obstacle au fréquent développement de
la maladie, il avait pensé à mettre les ouvrières à
l'abri des inconvénients du brusque passage du chaud
au froid, c'est-à-dire de la température élevée mais

humide de l'atelier, à la température extérieure et basse de l'hiver et des mauvais jours des autres saisons, en les faisant séjourner pendant quelques minutes dans une pièce voisine de celles où elles travaillent. On a eu le soin d'en élever préalablement la température, de manière à ce que celle-ci, moyenne entre celle du dehors et celle du dedans, préserve des inconvénients nombreux d'une trop brusque transition.

Pendant le séjour qu'elles font dans la pièce intermédiaire, leurs mains ont le temps de se sécher et de perdre cette flaccidité qu'elles avaient acquise par un séjour prolongé dans l'eau.

Le filateur de Ganges nous a assuré que depuis qu'il avait introduit cet usage dans ses ateliers, le mal des mains avait perdu de sa fréquence et de son intensité. Ce n'est, dit-il, que presque exceptionnellement qu'il a des cas d'herpès digitalis dans sa filature.

Quant aux moyens médicamenteux, s'ils sont en plus grand nombre, ils ne sont peut-être pas aussi avantageux.

Nous avons fait grand nombre d'expériences avec des substances diverses ; nous allons parler de celles qui nous ont donné quelques bons résultats.

Le soufre, en bâton ou en fleur, déposé dans les

eaux des cuvettes rafraîchissantes, paraît, malgré son peu de solubilité , avoir quelques effets bienfaisants sur l'état des mains des fileuses. J'avais conseillé l'usage de ce médicament à des ouvrières de diverses filatures ; j'ai su par elles et par le chef de ces divers ateliers, que le soufre avait été d'un emploi avantageux comme prophylactique.

Comment ce métalloïde agit-il dans ces circonstances? C'est sans doute par suite de sa subite transformation en acide sulfureux et en acide sulfurique ; et la faible quantité de ces acides, dont il est facile de démontrer la présence , n'agirait pas seulement comme astringent, mais encore comme destructeur du principe âcre des cocons. Qui ne connaît d'ailleurs l'action puissante de ces acides sur les corps organiques, et surtout l'action de l'acide sulfureux, comme modificateur? D'aucuns penseront que la présence de ces acides puisse être nuisible à la soie; l'expérience a prouvé qu'il n'en était rien. Les cocons ne sont jamais en contact avec l'eau des cuvettes, et d'ailleurs, dans cet état de dilution extrême , ces corps ont perdu leurs propriétés corrosives.

Les substances astringentes , telles que l'alun , l'extrait de saturne, employées de la même manière , présentent encore un certain degré d'utilité au point de vue prophylactique. Nous verrons, dans le traitement curatif, qu'ils ne doivent point être oubliés et que M. Potton en a retiré de très-bons effets.

Un médecin de nos amis, filateur aussi, nous communiqua dernièrement qu'il avait eu recours à l'eau goudronnée, pour mettre ses ouvrières à l'abri du mal des mains.

L'usage de cette eau, nous assure-t-il, avait eu l'immense avantage de faire diminuer dans sa filature le nombre des ouvrières atteintes. Déjà nous avions, sur une faible échelle il est vrai, mis à l'essai l'eau naphtalinée : l'emploi en fut heureux ; nous n'avons donc pas été surpris de la confidence de notre ami, sur son succès avec l'eau goudronnée.

Nous avons dit, en traitant des causes déterminantes, que l'eau chrysalidée, loin d'avoir une action malfaisante sur les doigts des fileuses, était recherchée par elles comme moyen curatif. On pourrait à plus juste titre la mettre en usage dans un but prophylactique, si de nombreux inconvénients n'étaient attachés à son emploi ; car les émanations fétides qui se dégagent de ces eaux, continuellement respirées par les gens de l'atelier, ont souvent une influence désastreuse sur leur santé. Nous avons vu quelques cas de fièvres intermittentes, dont nous n'avons pu trouver la cause que dans l'usage de ces liquides remplis de détritus organiques.

Tels sont les moyens prophylactiques que nous recommandons aux médecins et surtout aux chefs de filatures, à ceux principalement dont les ateliers sont alimentés par des eaux séléniteuses et calcaires ; ce sont eux qui devront mitiger la mauvaise influence des eaux, en y associant les agents médicamenteux que nous venons de leur conseiller.

Quant aux moyens prophylactiques hygiéniques , nul ne devra les négliger, puisqu'ils ont l'avantage incontestable , tout en conservant la santé des ouvrières, de leur éviter des jours de chômage onéreux à leur famille et souvent préjudiciables aux intérêts du filateur.

Il nous reste maintenant à parler du traitement curatif ; mais avant d'entrer dans l'exposition des moyens employés à enrayer les accidents qui se manifestent après l'invasion de l'herpès digitalis, ainsi que de ceux qui doivent amener le plus sûrement la guérison , nous dirons quelques mots du traitement abortif.

§ II.

TRAITEMENT ABORTIF.

Ce traitement est praticable, sans doute, dit M. Potton ; mais il entraîne des conséquences qui font hésiter d'y recourir d'emblée.

« Si, lorsque les premiers symptômes, la rougeur et le prurit, se manifestent, on fait immédiatement suspendre le travail, la miliaire, les vésicules, caractères du premier degré, ne se produisent pas ou avortent ; mais ce n'est qu'un moment d'arrêt, qu'un retard : l'ouvrière voit les accidents renaître sitôt qu'elle rentre à la fabrique et reprend assidûment son travail. On peut dire qu'il est indispensable, ou qu'elle subisse l'inoculation complète, ou qu'elle abandonne le métier. Pour que la récidive soit moins probable, il faut que la réaction ait été plus franche, l'altération locale plus marquée ; ce n'est pas un mal que quelques symptômes généraux aient éclaté.»

L'on voit, par ce qui précède, que M. Potton n'ose employer le traitement abortif, ni le conseiller aux autres, sous prétexte de ne pas empêcher l'ouvrière de subir l'inoculation préservatrice ; mais, comme nous

l'avons dit, la crainte de M. Potton est tout à fait illu-
soire, car la maladie qui a parcouru chez une fileuse
toutes ses phases régulières, ne la met pas à l'abri
d'une récidive.

Nous avons employé les moyens abortifs chaque fois
que nous avons rencontré des ouvrières soumises, qui
n'ont point contrevenu à nos conseils, car, il faut le
dire, il est difficile de persuader à ces jeunes filles
d'employer les moyens convenables, alors que chez elles
la maladie ne fait que de débuter. Nous pouvons assurer que nous n'avons qu'à nous louer de l'emploi
du traitement abortif; nous n'avons d'ailleurs jamais
pu remarquer que les fileuses qui ont été soumises à
nos conseils fussent, plus que les autres, exposées à
contracter de nouveau l'éruption vésiculeuse.

Au moyen employé par M. Potton, qui conseille de
quitter l'atelier, nous en ajouterons plusieurs autres,
qui sont : les manuluves astringents, les lotions toniques, soit avec des solutions alunées, soit avec des
décoctions de quinquina, de broue de noix, de ronces,
soit avec le suc de raisins verts ou le suc de citron.

§ III.

TRAITEMENT CURATIF.

Prévenir l'invasion d'une maladie, l'arrêter à son début, est sans doute chose importante et digne de l'attention du médecin ; mais il en est une autre qui, par son utilité, ne le cède en rien à la première : c'est celle qui s'occupe des moyens de soulager le malade, de modifier son état et de le rendre à la santé ; c'est le but du traitement curatif.

Dans le premier degré de la maladie, alors qu'il n'existe qu'un gonflement léger des doigts, un prurit fatigant mais peu intense, une éruption vésiculeuse légère, c'est-à-dire réduite à sa plus simple expression, il est facile de la dominer et de la faire disparaître rapidement ; il suffit, dans ces circonstances, d'employer les lotions astringentes avec les solutions d'alun, de sulfate de zinc, de sulfate de cuivre ammonical.

Il faut en général éviter les antiphlogistiques, les émollients qui, loin d'arrêter l'inflammation, semblent parfois l'exaspérer.

De ce fait, M. Potton a conclu que la maladie n'est point une inflammation ordinaire ; mais cela n'est pas étonnant, attendu que c'est une affection complexe, dont une partie est l'inflammation et l'autre l'éruption vésiculeuse que l'on a à traiter. Chacun ne sait-il pas, en effet, que dans l'herpès, comme dans toutes les éruptions vésiculeuses de la peau, les topiques émollients, les antiphlogistiques et les narcotiques sont d'un usage plus nuisible qu'utile ?

Dans le second degré de la maladie, les moyens employés sont différents, suivant qu'on se trouve dans la première ou la deuxième période.

Dans la première, les moyens sont identiques à ceux que nous avons conseillés dans le premier degré. Ce sont toujours les astringents, les toniques, qui semblent le mieux réussir. Si les symptômes prennent un mauvais caractère, que les vésicules s'allongent, se réunissent, que quelques-unes se crèvent, il ne faut pas hésiter à éloigner l'ouvrière du lieu de ses occupations ; car, dès que la maladie est arrivée à cette période, les moyens à employer changent avec les accidents. Le chômage est inévitablement commandé par la violence du mal.

Tant que les vésicules ne sont point ouvertes, les fomentations et les bains prescrits plus haut sont utiles ; on pourra y ajouter des lotions avec l'eau goudronnée dans laquelle on aura fait dissoudre une petite

quantité de chlorure de sodium. On devra surtout chercher d'empêcher la déchirure des vésicules par tous les
moyens possibles ; l'irritation que les liquides qu'elles
contiennent, produisent sur les tissus environnants,
augmente toujours la durée de la maladie. Pour prévenir ou du moins atténuer cet accident, on fera sau-
poudrer les parties malades avec de l'amidon bien por-
phyrisé ; on les fait oindre par avance, dans l'intention
de calmer le prurit, avec de l'huile camphrée d'amandes
douces.

Ce moyen , préconisé d'ailleurs par M. Cazenave,
dans le traitement de l'herpès phlycténoïde ordinaire,
nous a rendu, dans celui du mal des mains, des ser-
vices signalés. Sous son influence, le prurit cesse,
les vésicules se résorbent, et la maladie se termine par
desquamation dans l'espace de quatre à cinq jours.

Mais si, par une imprudence quelconque , par un
traitement intempestif mal dirigé, les vésicules ont
été ouvertes , que la suppuration se soit établie sur
les petites plaies qui sont le résultat de cette déchirure,
on doit cesser immédiatement l'usage des bains astringents et des lotions froides ; car, comme l'a parfaitement observé M. Potton, le froid, qui au commen-
cement de la maladie semble apporter un soulagement
passager, est une occasion de souffrances dans cette

période et prolonge la durée de la maladie. Dans ces circonstances, nous avons toujours retiré des résultats aussi prompts qu'avantageux de la pommade suivante :

> Cérat simple ou opiacé... 30 gr.
> Naphtaline............. 1
> Créosote.............. 5 gouttes.

Il nous reste maintenant à dire quelques mots du traitement des complications de l'herpès digitalis des fileuses de soie.

Nous savons que ces complications se rencontrent le plus souvent sur les jeunes filles d'un tempérament lymphatique, ou qui se trouvent sous l'influence d'une diathèse scrofuleuse ou dartreuse ; dans ces circonstances, il faut avoir recours aux modificateurs par excellence de ces affections constitutionnelles, à l'iodure de potassium et à l'huile de foie de morue.

Cette médication est non-seulement nécessaire pour abréger la durée des accidents de la maladie et de ses complications, mais encore pour mettre les jeunes filles qui sont sous ses funestes influences, dans des conditions meilleures pour le genre de travail auquel elles se livrent, et les empêcher, une fois guéries, de contracter si fréquemment l'affection vésiculeuse.

6

Sans énumérer ici les cas nombreux où un traitement interne a été nécessaire pour faire disparaître
les symptômes graves que nous avons observés sur
certaines ouvrières, à la suite de l'herpès digitalis ,
qu'il nous suffise de rappeler la jeune fille qui fait le
sujet de l'observation que nous avons citée, en parlant
des causes prédisposantes intrinsèques. Chez cette
jeune ouvrière, tous les topiques intrinsèques et autres
avaient été infructueux et n'avaient point amené la
moindre amélioration dans son état; un traitement
dépuratif, continué pendant plusieurs jours, a seul pu
la ramener à la santé. Depuis lors, sa constitution est
meilleure ; elle a pu rentrer à la filature et continuer
son travail sans interruption ; elle a eu quelquefois,
dans des conditions atmosphériques particulières, les
symptômes du premier degré de la maladie , mais les
accidents graves du deuxième degré ne se sont plus
représentés chez elle.

On doit faire suivre le même traitement aux ouvrières qui, sans être atteintes de l'herpès digitalis,
contractent fréquemment des érysipèles phlegmoneux
et des abcès des doigts ; accidents qui, comme on le
sait, sont dus, le plus souvent, à un tempérament
lymphatique prononcé ou aux affections internes dont
nous avons parlé.

Le traitement local de ces diverses lésions est bien connu; nous ne croyons donc pas devoir entrer dans des détails à ce sujet.

Si l'on était obligé de combattre des symptômes généraux, on aurait recours, comme l'indique M. Potton, aux prescriptions ordinaires dans les accidents analogues : les boissons acidules, gazeuses, les lavements, les amers, etc., etc.

Après la période de desquamation de l'herpès digitalis, un certain prurit, comme d'ailleurs dans presque toutes les maladies de la peau, persiste pendant un temps plus ou moins long : des embrocations avec l'huile d'amandes douces camphrée, suffisent toujours pour le faire disparaître.

Tels sont les principaux moyens prophylactiques et curatifs dont l'expérience nous a prouvé les bons effets dans le traitement de l'éruption vésiculeuse des mains des fileuses de soie; nous les recommandons aux fileurs soucieux de la santé de leurs ouvrières, et aux médecins qui exercent leur art dans les pays où se trouvent des filatures de cocons.

En finissant, nous résumerons nos idées sur cette maladie, dans les conclusions suivantes.

CONCLUSIONS.

1° Le mal des mains des fileuses de soie est une éruption vésiculeuse et non vésiculo-pustuleuse.

2o Elle présente tous les caractères des herpès et doit être placée, au cadre nosologique, dans la classe des affections herpétiques.

3° Cette maladie n'est point inoculable, et ne jouit pas de la propriété de mettre les ouvrières qui en ont été une fois atteintes, à l'abri d'une nouvelle éruption.

4o L'éruption vésiculeuse est due à une action irritante du cocon.

5o Cette action irritante ne doit pas être attribuée à la chrysalide, ni à sa décomposition lente opérée au sein même du cocon.

6o Elle paraît dépendre de l'alcalinité de la soie, et surtout d'une propriété irritante du principe colorant du cocon.

7o Les cocons anciens, conservés pendant plusieurs années dans les magasins, ne sont pas plus dangereux que les nouveaux, qu'ils soient simples ou doubles.

8o Les brusques variations atmosphériques favorisent l'éruption vésiculeuse.

9o La maladie est plus fréquente en hiver qu'en été.

10° L'action alternative de l'eau froide et de l'eau chaude sur les tissus, favorise l'éruption vésiculeuse, mais elle seule ne suffirait pas à la produire.

11°Le tempérament lymphatique, les diathèses scrofuleuse et dartreuse prédisposent essentiellement à cette éruption.

12° On observe fréquemment des phlegmons, des abcès des doigts, sans l'existence préalable de l'éruption vésiculeuse.

13° Lorsque ces lésions existent d'une manière concomitante avec l'éruption vésiculeuse, elles doivent en être considérées comme des complications, et non comme faisant partie intrinsèque de l'éruption vésiculeuse.

Nous terminerons là ce que nous avions à dire sur l'étiologie et le traitement de cette éruption, nous promettant de continuer nos recherches et nos observations sur les diverses maladies que l'on observe le plus fréquemment dans les filatures de cocons, et les moyens de les prévenir.

Nous ne nous faisons pas illusion sur les nombreux défauts de notre travail : nous n'avons d'autre ambition, en le publiant, que celle d'apporter quelques lumières sur les véritables causes de l'éruption vésiculeuse des

doigts des ouvrières. Les signaler aux chefs des filatures, c'est les engager à introduire dans leurs ateliers
des modifications hygiéniques nécessaires pour les
faire disparaître. Nous épargnerons ainsi bien des
souffrances à une partie considérable de la population
ouvrière de notre pays.

C'est le but que nous nous sommes proposé : au-
rons-nous été assez heureux pour l'atteindre?

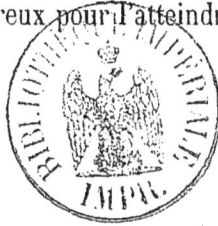

TABLE DES MATIÈRES.

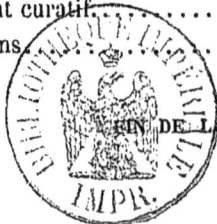

FIN DE LA TABLE.

248

www.ingramcontent.com/pod-product-compliance
Lightning Source LLC
Chambersburg PA
CBHW032247210326
41521CB00031B/1429